EAUX MINÉRALES

DE

CONDILLAC

(**Drôme.**)

« L'Eau de Condillac, par sa composition miné-
« rale et par le gaz acide carbonique qu'elle ren-
« ferme en abondance, est éminemment favora-
« ble soit à la digestion, soit à la nutrition; elle
« l'emporte sous ces deux points de vue, ainsi
« que par son goût franchement piquant, sur
« les autres Eaux gazeuses connues jusqu'à ce
« jour... Elle a mérité le surnom de *Reine des*
« *Eaux de table.* »

Socquet, *lauréat de l'Académie impériale de Médecine (médaille d'or) au concours sur les Eaux minérales alcalines, médecin de l'Hôtel-Dieu de Lyon, professeur titulaire à l'Ecole de médecine.*

« Eau très-agréable. Je la prescris dans la gra-
« velle et dans les gastralgies. »

Bouchardat, 8e *édition de son* Formulaire.

PARIS

LENDER, IMPRIMEUR-LITHOGRAPHE

22, RUE COQUILLIÈRE.

—

1859

EAUX MINÉRALES

DE

CONDILLAC

(DRÔME.)

L'eau alcaline, gazeuse, iodée, de Condillac, était appelée par les Romains *Condita aqua*, — eau *savoureuse*, *assaisonnée*. — De *Condita aqua* est venu, par corruption, d'abord le nom de *Conditac*, puis celui de *Condillac*.

Les Romains ne furent pas avares du nom de *aqua*, *aquæ* : *Aix* en Provence, *Aix* en Savoie, *Aix*-la-Chapelle ; mais ils réservèrent la qualification de *Condita* (*savoureuse*) à l'eau qui va faire le sujet de cet aperçu.

La source *Anastasie* de Condillac et son antique citerne, furent retrouvées, en 1845, sous des éboulements séculaires du mont Givode. Les recherches et les travaux de captage, qui n'ont pas discontinué depuis cette époque, s'achèvent en ce moment sous la savante direction de M. François, ingénieur en chef des sources minérales de France.

Les fouilles faites au pied du mont Givode et les tranchées ouvertes pour l'exécution de la route destinée à relier l'établissement de Condillac au chemin de fer de Paris à Marseille, ont mis à jour les traces d'une multitude de *fours* dont il serait impossible d'expliquer l'ancienne destination, si l'on n'admettait pas qu'ils ont dû servir à la cuisson des vases dans lesquels les Romains recueillaient l'eau *savoureuse*. La découverte du réservoir qui recevait les eaux vient appuyer cette présomption.

Il paraît donc très-probable que Rome buvait chez elle les eaux de Condillac.

Ces eaux, dès qu'elles furent retrouvées, durent d'abord appeler l'attention des médecins des villes environnantes. La fièvre typhoïde faisait de grands ravages sur divers points du département de la Drôme. On constata que les eaux de Condillac, administrées au déclin de la maladie, abrégeaient considérablement la durée des convalescences et écartaient presque tout danger de rechute.

Les savants praticiens de la ville de Lyon ne tardèrent pas à s'émouvoir des observations faites par leurs modestes confrères des petites villes environnantes.

Dupasquier, après avoir étudié l'action de l'eau de Condillac sur l'appareil digestif et sur l'appareil urinaire, la proclama la REINE DES EAUX DE TABLE.

MM. Pétrequin et Socquet voulurent répéter les expériences de Dupasquier. Dans leur remarquable mémoire sur les sources alcalines de France, couronné par l'Académie de médecine, au concours de 1855 (médaille d'or), ils assignèrent aussi aux eaux de Condillac le premier rang parmi les eaux minérales gazeuses froides.

Les ordonnances de Gensoul attestent sa prédilection pour les eaux de Condillac. Il avait promis de faire connaître ses observations, lorsqu'une mort prématurée vint l'enlever à la science.

La cherté du transport s'opposa, dans le principe, à la propagation des eaux de Condillac à Paris. Le chemin de fer de Paris à la Méditerranée et l'intelligente modération de ses tarifs ont enfin levé cet obstacle. Cependant M. Bouchardat, dans la huitième édition de son *Formulaire*, M. Vincent Duval, dans son *Traité de la maladie scrofuleuse*, et M. Rognetta, dans une notice spéciale, avaient également rendu hommage, il y a quelques années, aux qualités des eaux de Condillac.

Parmi les corps savants qui en ont approuvé et recommandé l'usage, il nous suffira de citer l'Académie impériale de médecine de Paris, la Société d'hydrologie, la Société de médecine de Lyon, la Société de médecine de Bordeaux, l'Académie royale de Savoie.

Le prix élevé de ces eaux, à Paris, lors de l'exposition universelle, devait être une cause de défaveur auprès des jurés qui se préoccupaient avec raison, non-seulement de la qualité des produits, mais encore de leur prix de revient. Cependant, les eaux de Condillac furent distinguées par le jury international, qui leur décerna une mention honorable.

Ces eaux se divisent en deux sources, connues sous les noms d'Anastasie et de Lise. Nous nous occuperons uniquement de la source Anastasie.

L'eau, analysée par M. Ossian Henry, rapporteur à l'Académie de médecine, a donné les résultats suivants :

Pour 1,000 grammes de liquide :

	Litre.
Acide carbonique libre en volume.	0,548
Oxygène.	indéterminé.

		Grammes.
Bicarbonates	de chaux anhydre.	1,359
	de soude.	0,166
	de magnésie.	0,035
Silicate de chaux et d'alumine		0,245
Sulfate de soude anhydre.		0,475
Chlorure de sodium et de calcium.		0,150
Iode, azotate, sels de potasse.		sensibles.
Oxyde de fer crénaté et carbonaté.		0,010
Matières organiques.		traces.
Total des principes fixes.		2,988

Il y a des traces de manganèse dans le dépôt ocracé des sources.

En ce qui concerne la quantité de gaz trouvé dans l'eau de la source Anastasie, nous consignerons ici une observation dont tout le monde comprendra la justesse. Le captage définitif des sources s'opère en ce moment même. Les eaux envoyées à l'Académie de médecine avaient été puisées au milieu des éboulements du mont Givode, loin de la roche d'où elles s'échappent. Dans leur parcours sinueux, à travers des amas de ruines, elles avaient dû perdre une grande partie du gaz, essentiellement fugace, dont la nature les a saturées. Nul doute qu'aujourd'hui elles renferment leur volume d'acide carbonique ; des verres doubles et des bouchons solidement ficelés peuvent seuls résister à la pression de cet acide.

« MM. Pétrequin, Guilliermond et moi, dit M. Socquet, « avons répété sur les eaux de Condillac quelques expé- « riences analytiques, et constaté 1° qu'elles renferment, « en effet, plus de gaz que ne l'indiquent les chiffres ci- « dessus (analyse de M. O. Henry) ; 2° qu'elles sont « principalement minéralisées par des carbonates alca-

« lins et quelques silicates ; 3° que la présence du fer y est « sensible ; 4° qu'il y a des traces d'iode, etc. »

Il résulte de toutes ces analyses, que les eaux de la source Anastasie sont *gazeuses*, *calciques* et *iodées*, bien que l'iode y soit simplement indiqué comme *sensible*.

Nous les examinerons brièvement à ces trois points de vue, et d'abord comme eaux *gazeuses*.

Il y a un demi-siècle à peine, les eaux des sources de Seltz, situées en Allemagne, étaient à peu près les seules eaux gazeuses naturelles connues en Europe. Leur prix, en France, ne pouvait permettre à la consommation de s'étendre et de se généraliser. La chimie songea à contrefaire les eaux de Seltz. Le gaz fut introduit de force dans de l'eau commune. Bon nombre de praticiens applaudirent trop vivement, suivant nous, à cette innovation moin utile, peut-être, qu'ingénieuse. Nous nous bornerons à répéter ce que nous avons dit ailleurs, de la différence profonde et trop peu observée qui sépare les eaux gazeuses factices des eaux gazeuses naturelles.

L'eau de Seltz fabriquée ne ressemble pas plus à une eau gazeuse naturelle, qu'un vin de Chambertin fait sans raisin ne peut ressembler à celui des riches vignobles de la Côte-d'Or. Dans les eaux de Seltz artificielles, le gaz n'existe qu'à l'état d'interposition ou plutôt de séquestration forcée. C'est un prisonnier qui, quelquefois, brise ses verroux. Au contraire, dans les eaux naturelles, le gaz est combiné ; il y a union et non répulsion.

« La chimie est aussi impuissante à dissoudre l'acide « carbonique dans l'eau, qu'elle est impuissante à dissou- « dre le soufre dans le même liquide. La nature s'est ré-

« servé ce double secret. » (CARETTE, *chirurgien en chef des hôpitaux de Chambéry, rapporteur à l'Académie royale de Savoie.*)

Les chimistes mélangent, la nature combine. Aussi, dès qu'on débouche une bouteille d'eau gazeuse artificielle, le gaz s'envole-t-il, saluant sa mise en liberté par une détonation qui ne peut charmer que l'oreille du vulgaire. Pour obvier à cet inconvénient, on a imaginé les bouteilles dites *à syphon.* On a remplacé un inconvénient par un danger. A l'explosion en plein air, on substitue, autant qu'on le peut, l'explosion en plein estomac. Pense-t-on que cet organe ne soit pas fatigué, irrité, épuisé à la longue, par une boisson qui se distend tout à coup au point de prendre trois ou quatre fois son volume ?

MM. TROUSSEAU et PIDOUX se montrent peu partisans de l'eau de Seltz artificielle, qui *a quelquefois d'assez graves inconvénients. (Traité de Thérapeutique.)*

Une bouteille d'eau de Seltz artificielle, débouchée, perd tout son gaz en TROIS MINUTES environ, à une température de 25° centigrades, tandis qu'une bouteille d'eau de Condillac, à la même température, dégage des bulles de gaz pendant DOUZE HEURES consécutives. De *trois minutes* à *douze heures*, la distance est grande ! Avec l'eau artificielle, le dégagement de l'acide carbonique est instantané ; il a lieu au moment même où l'on boit. Avec l'eau de Condillac, le dégagement du même acide accompagne la digestion et l'aide jusqu'à ce qu'elle soit achevée.

L'eau gazeuse *artificielle* de Seltz est une machine à VAPEUR QUI ÉCLATE.

L'eau gazeuse *naturelle* de Condillac est une machine à VAPEUR QUI MARCHE.

Les médecins qui n'ont pas expérimenté les eaux de

Condillac, ne peuvent soupçonner leur action sur l'appareil digestif!

Suivant les deux lauréats de l'Académie, *elles n'ont pas de rivale pour la digestion*.

M. Carette exprime la même opinion.

M. Bouchardat les prescrit dans les gastralgies.

« A Romans, à Montélimar, à Valence, on les a em-
« ployées avec succès dans la convalescence des fièvres
« typhoïdes, dans les gastrites anciennes, les gastral-
« gies, etc., etc. » (Sauvet.)

« Pour les estomacs faibles, irritables, prédisposés à des
« gastralgies, à des flatuosités, à des embarras gastriques,
« c'est une boisson extrêmement salutaire. Nous en par-
« lons d'après notre propre expérience. » (Rognetta.)

« Nous pouvons affirmer que l'eau de Condillac est des-
« tinée à devenir un jour la tisane de presque tous les
« malades affectés de maladies chroniques graves, à fond
« phlogistique ; ses principes minéralisateurs lui donnant
« une action cardiaco-vasculaire qui rendra des services
« immenses dans la pratique. Elle remplacera avec avan-
« tage toutes les eaux minérales naturelles de table, et
« sera particulièrement recherchée des grands buveurs
« qui ont besoin de tempérer leur vin. (Vincent Duval).

« S'il nous était permis d'ajouter notre propre témoi-
« gnage à ceux qu'on vient de lire, nous dirions que, dans
« notre pratique, nous avons noté près de cent observa-
« tions de gastrites, de gastro-pathies, de gastro-entérites
« gastro-entéralgies, maladies si communes dans notre
« siècle de gourmandise, dans lesquelles les eaux de Con-
« dillac ont amené une guérison prompte et radicale, lors-
« que bien d'autres traitements avaient échoué. » (Armand).

Un jour, nous vîmes arriver à Condillac un officier retraité du premier Empire, M. P....., de Mirmande (Drôme), accompagné d'un ancien soldat, son ami. L'un et l'autre se plaignaient d'un manque absolu d'appétit. Leur nourriture, suivant M. P....., n'allait pas au quart de la ration d'un *trappiste*. Ils avaient, l'un 76, et l'autre 79 ans. Leur âge nous parut être leur principale infirmité. Nous leur conseillâmes de boire aux repas de l'eau de Condillac unie au vin, soit chez eux, soit à la source. Ils préférèrent rester à Condillac. Au bout de quinze jours, les deux vieillards, parfaitement ingambes, déclarèrent qu'ils étaient obligés de *déguerpir*, parce que, disait, M. P....., *sa pension de retraite ne suffirait bientôt plus pour le nourrir.*

Nous pourrions citer une foule d'observations du même genre.

L'eau de la source Anastasie est *calcique*.

Indépendamment du bicarbonate de chaux, elle contient des bicarbonates de soude et de magnésie, des silicates de chaux et d'alumine, des chlorures de calcium et de sodium. Les propriétés de ces divers sels sont trop connues des praticiens pour avoir besoin d'être indiquées. Nous n'insisterons que sur le bicarbonate de chaux. La quantité contenue dans chaque litre d'eau est, comme l'indique l'analyse, de 1 gr. 36 cent.

Les travaux de MM. Dupasquier et Jeannel avaient fait ressortir l'utilité du bicarbonate de chaux uni au chlorure de sodium, dans l'acte de la digestion. Les savantes expériences de M. Boussingault sont venues prouver, ce qu'on supposait déjà, que le bicarbonate de chaux jouait un autre rôle, non moins considérable, dans l'économie animale, en concourant à la formation du tissu osseux et en prévenant ainsi le rachitisme, point de départ de tant de maladies de la plus redoutable espèce.

A l'appui des expériences de M. Boussingault, nous pourrions rapporter un certain nombre d'observations puisées dans notre pratique. Nous en citerons une seule.

Une jeune personne de 16 ans, d'une beauté remarquable, fille d'un ancien Représentant, s'efforçait vainement de dissimuler une difformité de la taille qui se rattachait à une grave courbure de la colonne vertébrale. La hanche droite était beaucoup plus saillante que la hanche gauche. Depuis deux ou trois ans, les fonctions de l'estomac se faisaient mal. L'orthopédie avait déclaré son impuissance par l'organe des praticiens les plus accrédités. Nous prescrivîmes, pour toute médication, à cette intéressante cliente, l'eau de Condillac, unie au vin, en remplacement de l'eau commune. Au bout de trois mois environ, amélioration marquée; au bout de six, progrès extrêmement sensible; un an après, difformité, déviation de la colonne, saillie anormale de la hanche droite, tout avait disparu. Une véritable transformation s'était opérée dans le maintien et l'attitude de la jeune fille. Quant aux fonctions digestives, elles étaient depuis longtemps rétablies.

Enfin, l'eau de la source Anastasie est légèrement *iodée.*

Les observations de M. Chatin ont révélé l'influence de l'iode contenu dans les eaux, sur notre économie. Si l'opinion de ce savant pouvait encore laisser des doutes dans quelques esprits, la comparaison que nous allons établir entre l'eau iodée de Condillac et d'autres eaux minérales non iodées, serait de nature à les lever.

Les eaux de Saint-Galmier, de Chateldon, de Soultzmatt, etc., etc., ne présentent pas les plus légères traces d'iode. Aussi, M. Deladevèze, médecin-inspecteur à Saint-Galmier, déclare-t-il que les eaux de ces sources sont funestes aux poitrinaires; ce que savent d'ailleurs tous les médecins du midi de la France.

Les eaux non iodées de Pougues et de Saint-Alban sont également nuisibles aux phthysiques. (Patissier, *Manuel des Eaux minérales.*)

On comprendra combien dut être douloureuse notre surprise, lorsque, appelé auprès de Rachel mourante, nous vîmes une ordonnance qui prescrivait l'eau de Saint-Galmier à l'illustre tragédienne. Depuis que l'on a reconnu l'iode dans les eaux de pluie, des praticiens se sont hâtés de conclure qu'il devait, *à fortiori*, se rencontrer dans toutes les eaux minérales. Erreur bien dangereuse, contre laquelle nos confrères ne sauraient trop se tenir en garde.

Si les eaux de Saint-Galmier, de Pougues, Saint-Alban et leurs similaires sont contre-indiquées dans la phthysie pulmonaire, elles sont également contre-indiquées dans le traitement des maladies scrofuleuses en général et de toutes celles qui peuvent procéder du tempérament lymphatique.

En est-il de même des eaux iodées de Condillac?

Tous les médecins qui les ont étudiées, MM. PÉTREQUIN, SOCQUET, CARETTE, VINCENT DUVAL, ROGNETTA, SAUVET, ARMAND, BLANC, etc., etc., tous, disons-nous, préconisent l'usage des eaux de Condillac dans le traitement des maladies scrofuleuses. Tous les conseillent, avec nous, aux personnes à tempérament lymphatique, et le nombre en est grand.

Nous laisserons à l'éminent ex-chirurgien en chef de l'Hotel-Dieu de Lyon, M. Pétrequin, le soin de publier les résultats extrêmement favorablss de ses études sur le sujet qui nous occupe. Mais nous citerons de nouveau M. V. Duval :

« J'ai fait boire l'eau de Condillac à une célèbre
« écuyère atteinte de phthisie-pulmonaire au 3e degré.
« C'était la seule boisson que son estomac pût supporter.
« J'ajouterai que tous les jours j'emploie ces eaux dans
« les manifestations scrofuleuses les plus graves, et avec
« le plus grand succès. Elles ont surtout une action puis-
« sante pour combattre la fièvre hectique, qui complique
« si souvent la plupart des lésions locales scrofuleuses. »

(V. DUVAL.)

M. Socquet préfère l'eau de Condillac à d'autres eaux plus chargées d'iode, parce que, au lieu de fatiguer l'estomac comme celles-ci, elle aide puissamment à la digestion, presque toujours pénible chez les scrofuleux.

M. Rognetta exprime la même préférence.

M. Sauvet dit que l'eau de Condillac *offre aux praticiens les plus grandes ressources pour toutes les personnes d'un tempérament lymphatique.*

M. Armand a essayé l'eau de Condillac en lotions fréquentes sur un ulcère scrofuleux, en même temps qu'il la prescrivait en boisson. Il affirme qu'au bout de quelques mois, l'ulcère, qui avait primitivement la dimension de la paume de la main, ne laissait plus de traces. Il serait bon, croyons-nous, de répéter cette expérience, la seule de ce genre qui soit parvenue à notre connaissance.

Nos propres observations sont conformes à celles de MM. Pétrequin, Socquet, V. Duval, Rognetta et Sauvet. Les eaux de Condillac préviennent les affections scrofuleuses. Lorsque ces affections existent, les eaux de Condillac sont encore d'un grand secours. Au point de vue hygiénique, elles se placent ainsi, comme eaux de table, au-dessus de Pougues, Saint-Alban, Saint-Galmier, Chateldon, Soulzmatt, etc., etc. Toute eau, gazeuse ou non, artificielle ou naturelle, entièrement dépourvue d'iode, doit être rejetée de la consommation journalière, car elle manque d'une des substances essentielles pour constituer une eau parfaitement salubre.

Nous terminerons ce que nous avons à dire de l'eau de la source Anastasie, en mentionnant son action bienfaisante sur l'appareil urinaire. Cette eau est essentiellement diurétique et rafraîchissante.

M. V. Duval a guéri de la gravelle un maître d'hôtel de Plombières, en lui administrant l'eau Anastasie comme remède unique. Nous avons obtenu des cures semblables. Cependant nous croyons que cette eau, pas plus que celles de Vichy et de Contrexeville, n'a la propriété de dissoudre les calculs ; mais mieux que celles-ci, peut-être, elle en favorise l'expulsion, lorsqu'ils sont d'un petit volume.

M. Bouchardat, comme M. V. Duval, la préconise dans la gravelle.

M. Rognetta a guéri par l'eau de Condillac, des irritations du col de la vessie s'énonçant par le besoin fréquent d'uriner.

Nous employons nous-même l'eau de Condillac, comme un excellent auxiliaire dans le traitement du catharre de la vessie.

Enfin nous dirons, avec MM. Pétrequin et Socquet, que l'eau de Condillac est très-efficace dans la chlorose et l'aménorrhée, bien qu'elle contienne peu de fer, parce que cet agent s'y trouve combiné avec un peu de manganèse, qui en double l'efficacité.

En résumé, l'eau de Condillac est une eau hygiénique par excellence. En thérapeutique, elle convient souvent comme remède, mais plus souvent encore comme adjuvant, dans le traitement d'un grand nombre d'affections.

Auprès des gourmets, l'eau de la source Anastasie se recommande par des qualités que nous pourrions faire ressortir, sans trop oublier notre caractère. Elle pétille dans le verre, elle porte légèrement au cerveau et dispose à la gaîté. Sous ce rapport, elle convient, non-seulement aux hypocondriaques, mais encore à la plupart des hommes de cabinet et à cette multitude de gens qui ont à lutter contre les préoccupations incessantes des affaires. Elle ne décompose pas le vin, comme les eaux de Vichy, de Bussang, de Saint-Galmier. Elle a une saveur des plus agréables qui la place au-dessus de toute rivalité. Aussi, dans le midi de la France, figure-t-elle sur la plupart des bonnes tables. Unie au sirop de limon ou de groseilles, elle forme une délicieuse boisson. Elle a le précieux avantage de pouvoir se transporter au loin, sans subir la moindre altération. Elle est la même à Paris, à Londres, à Saint-Pétersbourg, qu'au pied du mont Givode.

Docteur TAMPIER.
Médecin-inspecteur des Eaux de Condillac.

Paris. — Typ. de L. TINTERLIN et Cᵉ, rue Neuve-des-Bons-Enfants, 3.